PHARMACOPOEA OECONOMICA.

Anleitung

zur

Kostenersparniss bei dem Arznei-Verordnen

für

Gemeinde-, Gewerks- und Vereins-Aerzte

nach den Erfahrungen des Berliner Gesundheitpflege-Vereins

ausgearbeitet

von

Dr. J. Meyer,
practischem Arzte in Berlin.

Berlin.
Druck und Verlag von Georg Reimer.
1855.

Wem habe ich geschworen, zu helfen — dem Apotheker oder dem Kranken?

Paracelsus.

Viele Mittel sind weniger da, um gebraucht zu werden, als sie gebraucht werden, weil sie einmal da sind.

Wo Arzneimittel nöthig sind, verschreibe man so wenig wie möglich, so bald wie möglich, höre so früh auf wie möglich.

Ernst Horn.

Der Arzt ist ein stiller Wohlthäter für die Armen, der auf möglichste Wohlfeilheit ihrer Arzneien sieht. Bei jedem solchen Recept schwebe uns wie das Gesetz der Zweckmässigkeit das der Sparsamkeit vor Augen.

Hufeland.

Wenn der Arbeiter, dessen Besitz in Groschen und Pfennigen besteht, schon durch eine kleine Ausgabe, die hätte vermieden werden können, zum Bettler herabsinkt, so ist es nicht zu viel vom Arzte gefordert, dass er die Grösse der Ausgaben jedesmal kennen soll, die der unbemittelte Kranke im Vertrauen auf ihn übernimmt.

Rheinische med. Monatsschrift.

Das in allen grossen Städten unverhältnissmässige Steigen des Armenbudgets und des besondern Antheils, welchen die Armen-Medicinal-Pflege daran hat, ist eine seit Jahren feststehende Thatsache. So haben sich z. B. die Kosten für die Armen-Krankenpflege Berlins in den Jahren 1831—1850 um 122 Procent vermehrt, während die Bevölkerung in demselben Zeitraum nur um 80 Procent wuchs.

Bei näherer Betrachtung der Posten für die Haus- (Revier-) Armenkrankenpflege, auf die es uns hier ankommt, fällt die Ungleichheit des Kostenbetrages der Heilmittel in den verschiednen Städten auf. Dieselbe betrug nämlich pro Kopf: [1])

	in Dresden	Hamburg	Berlin	Breslau	Aachen
im Jahre 1851	2 Thlr.	$1\frac{4}{15}$ Thlr.	25 Sgr.	$26\frac{7}{12}$ Sgr.	$11\frac{1}{2}$ Sgr.
- 1852	2 -	$1\frac{4}{15}$ -	24 -	$22\frac{5}{6}$ -	$11\frac{1}{2}$ -
- 1853	—	—	$17\frac{1}{4}$	—	—

[1]) Siehe Dr. Grätzer's Beiträge zur Bevölkerungs-, Armen-, Krankheits- und Sterblichkeits-Statistik der Stadt Breslau. Breslau 1854. Tabelle X. — Jahresbericht des statistischen Amtes im K. Polizei-Präsidium zu Berlin für 1853 von Dr. Müller (Medic. R.) und Dr. Schneider („Communalarmenpflege").

Da die Voraussetzung unbegründet erscheint, dass die Verschiedenheit der Krankheit die Differenz in den Kosten pro Kopf verursacht, so lässt sich hieraus schliessen, dass eine Ersparniss ohne Nachtheil für den Kranken möglich ist. Dies wird zur Gewissheit durch die von Jahr zu Jahr geringer werdenden Kosten, sobald die Aerzte eine grössere Sparsamkeit sich zu eigen gemacht haben. Noch vor etwa 25 Jahren stellte Hufeland [1]) nach vierzigjähriger Erfahrung die Arzneikosten in seiner klinischen Anstalt, wo freilich Kinder und ältere Frauen einen grossen Theil der Pflege ausmachten, auf 1—1½ Thaler für den Kopf fest.

Jedoch selbst die besten der obigen Resultate bleiben zurück hinter denen, welche der Berliner Gesundheitpflege-Verein erzielt hat, indem die Arzneikosten in den letzten drei Jahren seines Bestehens (1850, 51, 52) inclusive Bandagen, Brillen, Bäder, durchschnittlich 11¼ Sgr. betrugen. [2]) Wenn auch freilich die Mitglieder des genannten Vereins meist aus männlichen Arbeitern im Alter von 20—40 Jahren bestanden, so wird dies durch den geringen Apotheker-Rabatt (15 Procent) aufgewogen, da die Berliner Com-

---

[1]) Hufeland's Armenpharmacopoe 8te Aufl. 1834. Einleitung.

[2]) Siehe Deutsche Klinik vom 20. Mai 1854: Die Fragestellung in der Krankheits-Statistik mit besonderer Beziehung auf die arbeitenden Klassen (nach den Erfahrungen des Berl. Gesundheitpflege-Vereins) von Dr. Neumann. Tabellen 1 und 14.

mune 25 und die Breslauer $33\frac{1}{3}$ Procent erhielt, der durchschnittliche Preis der Kosten eines Patienten im Verein sich danach noch niedriger stellen würde.

Die vorliegende Instruction sucht ihre Aufgabe darin, nach Erkenntniss der Ursachen der Arzneiverschwendung — die Mittel der Oeconomie an den bewährten Thatsachen des Berliner Gesundheitspflegevereins nachzuweisen. In demselben wurde als erster ärztlicher Grundsatz festgehalten: die Beschäftigung für ihn nicht zur nebensächlichen zu machen, und die Erfahrung lehrt täglich, dass in demselben Maasse wie die Kranken bei oberflächlicher Behandlung leiden, auch die Kurkosten vermehrt werden. Derjenige Arzt nämlich, welcher, vielleicht durch überhäufte Beschäftigung in seinem Eifer für die Kranken nachgelassen und sich „ein schnelles Expediren" zu eigen gemacht hat (bei manchen ärztlichen Stellungen ein kaum zu vermeidender Fehler!), sucht durch Recepte die meist zeitraubende Mühe sorgfältiger Untersuchung oder die durch die Schwere der Krankheit gebotnen häufigeren Besuche zu ersetzen und den Patienten durch die Masse der Verordnungen zu beruhigen, während ein pflichttreuer, sorgsamer Arzt einfach in seiner Therapie sein darf und oft schon durch genaue Untersuchung und durch die aufgenommene Anamnese mittelbar heilt. Eine andere Quelle der Arzneiverschwendung entsteht, wenn Aerzte sich über die Grenzen ihres Wissens und Könnens täuschend, in Gebieten, deren sie, wenn auch nur manuell, nicht mächtig sind, Kurversuche beginnen.[1]) Die Aerzte, denen Sparsamkeit auferlegt ist, werden es sich ferner zur Pflicht machen, nur in solchen Fällen Arzneien zu verordnen, in welchen dieselben nicht entbehrt werden können, und die grosse Reihe der Krankheiten, welche ohne jeden Arzneigebrauch oder durch blosse diätetische Verordnungen, im Fall dieselben ausführbar sind, geheilt werden können, gehörig zu würdigen.[2]) Zugleich ist eine genaue Kenntniss der neuesten Arzneitaxe, der allmähligen Veränderungen derselben und der Dosenlehre unbedingt nöthig, so wie der oeconomischen Regeln[3]) welche nicht sowohl in der Wahl der Mittel als der Form der Verabreichung, der Mengenverhältnisse und der Arzneigefässe beschränken. Vor

---

[1]) Daher ist es auch vom finanziellen Standpuncte geboten ärztliche Brillen- und Bruchband-Commissarien, Spezialisten für Krankheiten der Sinne, der Frauen etc. zu ernennen.

[2]) Siehe §. 1. der Anleitung für die Armenärzte Berlins.

[3]) „In allen diesen Fällen handelt es sich selten um Erübrigung grosser Summen auf einmal, sondern der alltäglich und stündlich geschonte Pfennig und Groschen hilft grosse Summen bilden." (Richter.) — Die Warnung, mit Vorsicht zu sparen, da sonst die Arznei gar nicht genommen werden würde, ist wohl richtig: für das Publikum aber, für welches diese Instruction geschrieben ist, sind für die Sinne angenehme Zusätze, zumal süssliche und weichliche, meist entbehrlich. Scharfes und Herbes wird hier mehr vertragen und zum Theil sogar verlangt.

Allem wird daher eine richtige Organisation und zweckmässige selbstständige Controllirung der ärztlichen Thätigkeit das erste Mittel zu einer vernünftigen Ersparniss sein. Freilich genügt eine blosse Zusammenstellung der Zahl und Kosten der Recepte und der Kranken nicht, wie sie vierteljährlich im Monatsblatt der Armendirection veröffentlicht wird: im Gesundheitpflege-Verein wurden nicht allein die Kosten der Verordnungen jeder Art und des Patienten berechnet, sondern auch von den Aerzten, welche ihre eignen Recepte schliesslich zur Selbstbeurtheilung zurück erhielten, eine gegenseitige eingehende technische und wissenschaftliche Kritik geübt. Als Maasstab galt eine pharmaceutische Instruction, die, wenn auch nur allmählig, jenen oben angeführten glänzenden Erfolg hatte. Sie galt in der Art als Gesetz, dass, wie es in der dritten Ausgabe derselben hiess, „der Schaden, welcher durch nicht zu rechtfertigende Verletzung der positiven Bestimmungen dieser Instruction — durch gewohnheitsmässige Vernachlässigung der darin aufgestellten öconomischen Normen dem Verein entsteht, nach Festsetzung durch das ärztliche Comité von den betreffenden Aerzten gedeckt wird." Ist eine solche Bestimmung auch nur in einem Kreise möglich, der von einem seltnen Enthusiasmus und Resignation getragen wird, so ist es doch überall unbedingt nöthig und ausführbar, dass die Aerzte eines Verbandes oder Vereins ein festes Collegium bilden, welches, zur Lösung von medicinisch technischen und wissenschaftlichen Fragen berufen, auch die Verordnungen vor sein Forum ziehen und eine strenge und dauernde Handhabung öconomischer Instructionen bewerkstelligen muss.

Der vorliegenden Anleitung ist diejenige zu Grunde gelegt, welche der im Mai 1849 gewählten pharmaceutischen Commission von mir vorgelegt und nach längerer Berathung im ärztlichen Comité des Vereins festgestellt worden ist. Nachdem aber die Corporation der Apotheker Berlins einen Contract mit dem Verein eingegangen war, dem zufolge alle Arzneimittel mit Ausnahme von Mineralwässern jeder Art und von Blutegeln von ihnen entnommen werden mussten, während sie den Handverkauf und die Entnahme vom Droguisten [1]) aufhoben und dafür zuerst 20, später 15 Procent Rabatt bewilligten, so wurde eine zweite und dritte Instruction nöthig [2]), wie sie auch die indess selbst gemachten Erfahrungen und eine veränderte Arznei- und Arbeits-Taxe erheischten. Erst zu der dritten Ausgabe konnte die 1851 herausgegebne Anleitung für die Armenärzte Berlins benutzt

---

[1]) Auf den Handverkauf und die Entnahme vom Droguisten, Mittel zu Kostenersparungen für Privatärzte Armer, ist hier keine Rücksicht genommen worden, da die Contracte der Vereine mit den Apothekern diese Arten der Verordnung nicht gelten lassen, welche sich nur auf Arzneien, die keine heroische Wirkung haben und wenig oder unverändert vom Kranken angewendet werden können, beziehen.

[2]) Dieselben circulirten nur unter den Vereinsärzten.

werden und sind die Bestimmungen derselben auch der vorliegenden (zum Theil wörtlich) einverleibt. [1])

Schliesslich erlaube ich mir noch diejenigen Herren Apotheker, welche durch nothwendige Oeconomisirung der Aerzte sofort ihre Existenz bedroht sehen, daran zu erinnern, dass es sich hier lediglich um die Pflege Armer und Bedürftiger handelt (es wäre durchaus thöricht, unpolitisch und ungerecht, bei Vermögenden mit Arzneikosten zu sparen), dass je geringer die Arzneikosten sind, desto mehr Kranke derselben theilhaftig werden können, und dass in der öffentlichen Gesundheitspflege noch viel andere gewinnreiche Felder zu bebauen sind, für welche wir sie dringend in Anspruch nehmen.

Die öconomischen Regeln folgen hier in möglichster Kürze, wie es dem Zwecke am entsprechendsten schien. Es versteht sich von selbst, dass sie nur da anzuwenden sind, wo der Heilzweck und chemische Gesetze es gestatten — dann aber nicht umgangen werden dürfen, besonders was die Arznei-Form, Mengenverhältnisse und Verabreichung betrifft. Manche

[1]) Wie gelungen auch in Form und Inhalt die angeführte kurze Anleitung erscheint, so wenig entsprechend dünken uns viele der Formulae magistrales. Siehe Seite 27 u. 28.

Vorschriften sind, wie es in der Natur der Sache liegt, für die Praxis des Armenarztes weniger oder gar nicht ausführbar, während sie in andern Vereinen auf kein Hinderniss stossen und festgehalten werden müssen.

A. Allgemeines.

Form.

Ziehe die Form von Pulvern, Tropfen, Schüttelmixturen der Form von Pillen, Infusen, Decocten vor.

Pulver.

Pulver, bei denen es auf eine genaue Bestimmung der Einzelgabe nicht ankommt, lasse messerspitzenweise oder zu ganzen und halben Theelöffeln nehmen.

Müssen die einzelnen Dosen dispensirt werden, so kann in vielen Fällen (mit Ausnahme aller heroischen Mittel) das Doppelte der Einzelgabe verschrieben und das Einnehmen von halben Pulvern angeordnet werden. Bei weniger differenten Mitteln in Pulverform nimmt Patient selbst eine Theilung derselben (wenn auch in mehr als zwei bis drei Theile) vor.

Bei längerem Gebrauch von dispensirten Pulvern verordne wenigstens 16 Stück auf einmal.

Mixturen.

Mixturen und Solutionen verschreibe nicht über vier Unzen, lasse dann theelöffelweise oder zu einem halben Esslöffel nehmen (siehe Gläserpreise Seite 17).

Verschreibe deshalb concentrirtere Mischungen, nämlich doppelte Dosen auf die einfache Portion Flüssigkeit, z. B. statt Ammoniaci hydrochlorati ʒ iß auf ℥ vj Esslöffelweise zu nehmen verordne zu halben Esslöffeln ʒ iß Salmiak auf ℥ iij, oder ʒ iij auf ℥ vj.

Sollte diese Verordnungsweise aber nicht thunlich sein, der Kranke aber voraussichtlich die Mixtur längere Zeit gebrauchen, wie es der gewöhnliche Fall ist, so verordne eine grössere Menge als ℥ iv (da z. B. eine vier Unzen-Mixtur, zwei Mal gemacht, mehr kostet als eine acht Unzen-Mixtur).

Bei Zusatz von ¼—½ Gran Stibio-Kali tartaricum (Tart. stib.) zu einer Mixtur, in welcher kein anderes Salz ist, wähle Vinum stibiatum. Ist schon ein anderes Salz darin enthalten, so ist der Zusatz von Stibio-Kali tartaricum wohlfeiler.

Tropfen.

Tropfen verordne nicht über eine halbe Unze (siehe Gläserpreise).

Pillen.

Bei Mitteln, welche in kleiner bestimmter Gabe zu anhaltendem Gebrauche verschrieben werden (z. B. Morphium, Digitalis, Magisterium Bismuthi, Plumbum aceticum, Sulphur auratum Antimonii etc.) ist die Pillenform am wohlfeilsten (falls Auflösungen resp. Tropfenform nicht ausführbar sind).

Die Bereitung von 1—30 Stück Pillen incl. olla beträgt 1 Sgr. 4 Pf.

- - - 12 - Pulvern - beträgt 4 Sgr.

Beispiele:

Morphii acetici gr. ij Extracti Graminis Pulveris rad. Althaeae āā gr. xij Misce fiat massa e qua formentur pilulae No. xij. Consp. sem. Lycop. Detur ad ollam.	Morphii acetici gr. ij Sacchari albi ʒ ij Misce fiat pulvis. Divid. in partes aequales xij Detur ad ollam.	Morphii acet. gr. ij Aquae communis quantum satis ut fiat pondus totius ℥ß Detur ad vitrum.
— 3 Sgr. 8 Pf. —	— 5 Sgr. 10 Pf. —	— 3 Sgr. 4 Pf. —

Mache Pillen eher stärker an Gewicht als mehr an Zahl (d. h. als über 30 Stück).

Wähle als Pillen-Constituentia: Saccharum album, pulvis radicis Althaeae, extractum Graminis, succus Glycyrrhizae depuratus pulveratus (Pulvis radicis Glycyrrhizae ist theurer und extractum Gentianae wegen seines bittern Geschmacks nicht zu empfehlen). —

Bestreue: mit pulvis radicis Glycyrrhizae oder semen Lycopodii.

Infuse und Decocte.

Infuse sind wohlfeiler als Decocte.

Statt eines decoctum Althaeae wähle eine Maceration: letztere ist ebenso gehaltreich und billiger z. B.

Radicis Althaeae ʒ ij
Macera per horam dimidiam
cum aq. comm. ad colaturam ℥ vj
Acidi muriatici ʒ j
Syr. communis ℥ j

— 4 Sgr. 5 Pf. —

Decoct. rad. Althaeae (e ʒ ij) ℥ vj
Acidi muriatici ʒ j
Syr. comm. ℥ j

— 5 Sgr. 5 Pf. —

Von Infusen und Decocten sind, insofern nicht ein längerer Gebrauch vorauszusehen ist, nur sechs Unzen (und nicht sieben bis acht), von Salzlösungen, von Samen- und Oel-Emulsionen nur acht (und nicht neun) zu verschreiben (siehe die Arbeitstaxe in der Arzneitaxe).

Bei einem Infuso-Decoct füge die zu infundirende Substanz sub finem coctionis zu.

Species.

Statt Decocte und Infuse wähle wo möglich die Species der betreffenden Vegetabilien zur vom Kranken abzutheilenden und selbst zu bereitenden Abkochung oder Aufguss.

(Schleimige Decocte sind in vielen Fällen durch den im Haushalt zu bereitenden Hafer-, Gersten-, Reis-, Leinsamen-Schleim, durch milde Flüssigkeiten, wie Milch etc. zu ersetzen.)

Zu Breiumschlägen und einfachen Fomenten verschreibe, falls sie überhaupt aus der Apotheke entnommen werden, nur die Ingredienzien und überlasse dem

Kranken die Zubereitung. (Oft genügen hier feuchte liegenbleibende Umschläge.)

Gefässe.

Die durch die Gefässe veranlassten Kosten sind möglichst einzuschränken.

Fertige Arzneien lasse, wo es thunlich ist, in (mitgebrachten reinen) Gefässen (Flaschen, Tassenköpfen) holen, z. B. Leberthran, Ricinusöl, Laxirmuss, Infusum laxans Formularum magistralium.

Pulver verabreiche ad chartam — grosse Pulvermasse aber ad ollam, da durch das Ankleben an das Papier und durch Verschütten viel Pulver verloren geht. Wachskapseln sind fast in allen Fällen überflüssig. —

Kleinere Portionen von Pillen verordne ad chartam, von Salben ad ollam oder ad chartam ceratam (die Salben laufen sonst durch das Papier durch, zumal in warmer Temperatur).

Bei Reiterationen bemerke: sine vitro, sine olla. Nur die Hälfte der Gläser- oder Krukenpreise werden angerechnet, wenn zur Aufnahme der Arznei leere Gläser oder Kruken mit dem Recept in die Apotheke geschickt oder bei Reiteraturen zurückgegeben werden.

Derjenige Arzt, welchem Sparsamkeit zur Pflicht gemacht ist, kennt somit nur drei Formen der Verabreichung:

ad chartam — ad ollam — ad vitrum,

da eine Schachtel bei der Zurückgabe nicht berechnet wird.

(Nach abgelaufner Krankheit werden die Arzneigefässe unter näher festzusetzenden Bestimmungen zurückgegeben.)

Preise.

Preise 1) der Gläser (grüne und halbweisse):

bis ℥β = 1 Sgr.
von ℥β bis ℥ iv = 1 Sgr. 3 Pf.
von ℥ iv bis ℥ xij = 2 Sgr.
von ℥ xij bis ℥ xxiv = 2 Sgr. 6 Pf.

2) der Kruken (graue oder gelbe, ollae griseae):

bis ℥ ij = 8 Pf.
von ℥ ij bis ℥ iv = 1 Sgr.
von ℥ iv bis ℥ vj = 1 Sgr. 3 Pf.
von ℥ vj bis ℥ viij = 1 Sgr. 8 Pf.

(Ein Bogen Charta cerata kostet 2 Sgr.).

NB. Die geringste Ueberschreitung der Gewichtsmenge des Inhalts, z. B. eines vier Unzenglases, bedingt den höhern Preis eines zwölf Unzenglases, z. B.

Morph. acet. gr. ij Aq. comm. ℥β 3 Pf.	— >	Solut. morph. acet. (gr. ij) in Aq. comm. ℥β
Ammoniaci hydrochlorati ʒ j Aq. comm. ℥ iv 9 Pf.	— >	Ammon. hydrochlor. ʒ j Aquae communis quantum satis ut fiat pondus totius ℥ iv.

Quantität.

Die Arzneien sind — der Regel nach — nur in geringer Menge auf einmal zu verordnen (und zur Controllirung, wenn es nöthig ist, die Dauer des Gebrauchs zu berechnen). Nur bei voraussichtlich längeren Krankheiten, bei Patienten, welche die Arzneien nicht vergeuden und bei kälterer Temperatur sind grössere Mengen zu verschreiben. Ein häufiger Wechsel der Verordnungen vertheuert meist.

Bruchtheile und kleinste Gewichtstheile sind oft unverhältnissmässig theurer als volle Dosen.

Ueber die zu verschreibende Quantität von Pulvern, Salzlösungen, Infusen, Decocten und Emulsionen siehe Seite 12 und 15.

Von den Species sind in der Regel nicht mehr als zwei Unzen zu verordnen, welche etwa auf vier Tage ausreichen.

Verordne Oleum Jecoris Aselli nicht in zu grosser Menge. (Beimischungen von Aqua Foeniculi oder von Kochsalz in Substanz oder Solution sind unnütz, da die Kranken das Oel doch zum Brennen benutzen können, wenn die Zusätze zu Boden gesunken sind. Zusätze von Liquor Kali oder Natri caustici möchten aber zersetzend wirken.)

Ein Scrupel bis eine halbe Drachme Emplastrum vesicatorium genügt zur einmaligen Anwendung.

Folgende Arzneien, zu einem halben Pfund als Minimum verschrieben, werden wohlfeiler berechnet, und sind in den geeigneten Fällen, welche freilich zum Theil seltner (meist bei äusserem und längerem Gebrauch) vorkommen mögen, in dieser Menge zu verordnen:

Ol. Jecoris Aselli
— Lini
Kali carbonicum crudum
Kali nitricum crudum
Natrum carbonicum crudum
Kalium sulphuratum pro bal.
Calcaria hypochlorosa
Natrum sulphuricum *)
Magnesia sulphurica *)
Acidum nitricum crudum
— hydrochloratum crudum
— pyrolignosum crudum
Sapo viridis.

*) Von Glauber- und Bittersalz, in warmen Flüssigkeiten gelöst, genügen kleinere Dosen zur purgirenden Wirkung.

Lichen Islandicus
Caharageen
Folia Trifolii fibrini
— Nucum Juglandis
Glandes Quercus
Baccae Juniperi
Cortex Quercus
— Salicis
Semen Lini
— Foeniculi
Placenta seminis Lini
Radix Althaeae
— Graminis
— Sarsaparillae
Flores Chamomillae
— Sambuci
Species ad infusum pectorale
— ad decoctum lignorum.

B. Specielles.

NB. Bei Nennung mehrer Mittel sind die wohlfeilen vorangestellt, und folgen dieselben nach ihrem Preise aufeinander.

I. Meide zusammengesetzte Recepte: dieselben seien möglichst einfach.

II. Meide destillirte Pflanzenwässer, besonders Aqua Asae foetidae composita, antihysterica, Florum Aurantii und Opii.

Verordne, wo eine Zersetzung nicht zu befürchten ist oder nicht schadet: Solutio X. aqua communis parata. — Kalium jodatum, Morphium aceticum z. B. und alle Wässer zum äussern Gebrauch (mit Ausnahme etwa von Augentropfwässern) sind mit Aqua communis zu verschreiben.

III. Meide Zusätze von Syrupen und Zucker (ausser bei Kindern, schwer leidenden Kranken und bei widrigen Mitteln, wo Geschmacksverbesserungen nicht zu umgehen sind).

Syrupus communis, Mel, Solutio Succi Glycyrrhizae, Tragacantha, Semen Coriandri, Semen Foeniculi, Radix Althaeae (die drei letzteren als Pulverzusätze) empfehlen sich, wo eine Geschmacksverbesserung oder Einhüllung nothwendig ist (Syrupus simplex und p. rad. Glycyrrhizae sind theurer).

IV. Fette Oele zum innern Gebrauch: Oleum Papaveris, Olivarum; zum äussern Gebrauch: Oleum Lini, Raparum (Lampenöl!). (Oleum Lini ist zum innern Gebrauch wegen seines Geschmacks nicht anwendbar.)

Eine Samenemulsion und zwar von Semina Cannabis, Sem. Papaveris ist wohlfeilcr als eine Oelemulsion und reicht in vielen Fällen aus.

Unter den ätherischen Oelen, deren äusserer Gebrauch möglichst zu meiden ist, sind Oleum Chamomillae purum und citratum von der Anwendung ausgeschlossen.

V. Mineralsäuren, von billigen zu theuren aufsteigend: Acidum sulphuricum — hydrochloratum (muriaticum) — nitricum — phosphoricum.

VI. Wohlfeilere Eisenpräparate sind: Ferrum pulveratum, sulphuricum, chloratum. Tinctura und Liquor Ferri chlorati.

VII. Zur Anwendung des Jodkalium ist das kohlensaure Jodkaliumwasser zu empfehlen (ʒj auf ℥viij), von welchem kleinere Dosen so wirksam sind wie grössere einfacher Lösungen:

Aquae Selteranae jodatae Lagenam i	Kalii jodati ʒj Aq. comm. q. s. ut fiat pondus totius ℥ iv D. ad vitr.
— 8 Sgr. —	— 6 Sgr. 8 Pf. —

VIII. Der Gebrauch des Moschus ist auf seinen wirklichen Bedarf einzuschränken und der des Castoreum möglichst auszuschliessen.

IX. Das wohlfeilste Extract ist Extractum Gentianae, dann folgt Extractum Graminis. (Die Anwendung aller Extracte, welche durch die Vorschriften der sechsten Ausgabe der Pharmacopoe theurer geworden sind, besonders aber von Extractum Chinae, Colombo,

Quassiae, Rhei und Rhei compositum, ist möglichst zu beschränken. Extracta Graminis et Taraxaci liquida (Mellago G. et T.) müssen stets nach der Verordnung der fünften Ausgabe der Pharmacopoe verschrieben werden. Die Preise der fünften und sechsten Ausgabe der Pharmac. verhalten sich pro Unze bei Extractum Graminis liquidum wie 3 : 8, bei Extr. Tarax. liquid. wie 3 : 9.

X. Von Spiritussen wende an: Spiritus frumenti, camphoratus. (Statt Spiritus saponatus ist Branntwein mit Seife zu empfehlen.)

XI. Von Pflastern: Emplastrum Picis liquidae — adhaesivum — Plumbi simplex — Cerussae — fuscum (enthält Mennige). Dann folgt dem Preise nach Empl. Ammoniaci und Empl. saponatum. Meide Emplastra de Galbano crocatum, opiatum und oxycroceum.

XII. Von Salben. Siehe Seite 28 und 29.

Surrogate,

so weit der Heilzweck nicht darunter leidet.

Beispiele wohlfeilerer Arzneien und Arzneiformeln statt theurer mit gleicher oder ähnlicher Wirksamkeit.

Man wähle, so weit dieselben ausreichen,

a) von innern Mitteln:

	℥j =		℥j =
1) Acetum Digitalis (1 mit 8 Acetum crudum macerirt) Dosis: x–xx–xxx gtt.[1]	2 Sgr. 2 Pf.	statt: infusum und decoctum herbae Digitalis (ʒ iß Acetum Digitalis = ℈ß herbae Digitalis)	
und Tinctura Digitalis (simplex) (1 mit 4 Spiritus Vini und 2 Aqua destillata macerirt) Dosis: v–xij–xxx gtt.	3 Sgr. 8 Pf.	Die Tinctur zieht mehr von der Digitalis aus als Acetum.	
2) Tinctura Ipecacuanhae (ʒ1 auf 8 ℥ Alcohol) Dosis: ij–viij–xxx gtt.	5 Sgr. 8 Pf.	statt: Infusum radicis Ipecacuanhae.	
3) Elixir amarum	3 Sgr. 4 Pf.	statt: tinctura amara	3 Sgr. 8 Pf.
4) Tinctura seminum Colchici Dosis: x–xx–xxx gtt.	3 Sgr. 10 Pf	statt: infusum radicis Colchici und	
und Acetum Colchici (ʒ ij radicis Colchici mit ℥ xx Acetum crudum macerirt) Dosis: ʒß–ʒj–ʒiß	1 Sgr. 2 Pf.	Vinum radicis Colchici — seminis Colchici	5 Sgr. 6 Pf.
5) Cortex Chinae fuscus	4 Sgr. 4 Pf.	statt: Cortex Chinae regius	8 Sgr. 10 Pf.

[1]) Die grössten Arzneimittelgaben darf der Arzt, wenn er sie zum innern Gebrauch verschreibt, nicht überschreiten, ohne das Zeichen (!) beizufügen.

	ʒj =		ʒj =
6) Chinioideum,	2⅔ Sgr.	statt: Chinium sulphuricum	20 Sgr. 6 Pf.
Tinctura Chinioidei,	8 Pf.		
Cinchoneum sulphuricum,	7½ Sgr.		
Pulvis Chinae factitius (bestehend aus Cortex Hippocastani, Cort. Salicis, radix Gentianae, rad. Calami, rad. Caryophyllatae āā), und	2⅓ Sgr.		
Solutio arsenicalis (in Verdünnung).	2 Pf.		

Nota ad 5 und 6. In schweren Epidemieen bleibt jedoch Chinin und Cortex Chinae regius das wohlfeilste, als das am schnellsten Fieber vertreibende, Mittel.

	ʒj =		ʒj =
7) Chinium sulphuricum	20 Sgr 6 Pf.	statt: Chinium hydrochloratum	29 Sgr.
	℥j =		℥j =
8) Gummi arabicum pulver.	3 Sgr. 8 Pf.	statt: Mucilago Gummi arabici NB. Das vierfache Quantum des Pulvers ist von Mucilago zu Emulsionen nöthig. Oder wähle als Schleimzusatz:	1 Sgr. 2 Pf.
9) Tragacantha	6 Sgr. 8 Pf.	statt: Gummi arabicum, da fünf Grane Tragacantha eine Mixtur so schleimig machen wie zwei Drachmen Gummi arabicum (z. B. als Zusatz zu Ammoniacum hydrochloratum).	4 Sgr.

	℥j =		℥j =
10) Mucilago Salep	1 Sgr.	statt: decoctum Salep	
11) Solutio Succi Liquiritiae concentrata pharm. milit. (1:2)	1 Sgr. 8 Pf.	statt: Succus Liquiritiae Drei Drachmen der concentrirten Auflösung enthalten etwa eine Drachme reinen Süssholzsaft.	7 Sgr. 2 Pf.
12) Magnesia hydrico-carbonica in grössern Dosen	2 Sgr. 4 Pf.	statt: Magnesia usta	8 Sgr.
13) Natrum nitricum depuratum	1 Sgr.	statt: Kali nitricum depuratum	1 Sgr. 6 Pf.
14) Natrum aceticum	1 Sgr. 10 Pf.	statt: Kali aceticum Meide den Gebrauch von Natrum phosphoricum (ʒj = 1 Sgr. 4 Pf.)	14 Sgr. 4 Pf.
15) Pulvis pectoralis pharm. paup.	2 Sgr. 2 Pf.	statt: Pulvis pectoralis (Glycyrrhizae compositus) Letzteres enthält auf die Drachme etwa 2 gr. Senna und 14 gr. Sulphur weniger.	2 Sgr. 6 Pf.
16) Tinctura Ipecacuanhae cum Tinctura Opii		statt: Pulvis Ipecacuanhae opiatus, im Fall dasselbe länger gebraucht werden soll, und Kali sulphuricum dep. fehlen darf.	
17) Species ad decoctum lignorum pharm. milit. (Lig. Guajaci, rad. Graminis āā, r. Glycyrrh.)	1 Sgr.	statt: species ad decoctum lignorum	1 Sgr. 2 Pf.

18) Cortex Frangulae	℥j = 1 Sgr. 4 Pf.	statt: Folia Sennae und andrer abführenden Thees. Auch als Zusatz zu pulv. Glycyrrhizae compositus (auf ℥j desselben: ʒj Cort. Fr.)	℥j = 1 Sgr. 10 Pf.

Ferner heben wir hier von den Formulae magistrales Berolinenses in usum pauperum folgende heraus. Dieselben werden in den Apotheken zum Theil vorräthig gehalten und zu Dosin unam oder dimidiam verschrieben stets mit dem Zusatz F. m.

19) Infusum laxans (ʒ iij Foliorum Sennae auf ℥ iv mit Natr. sulphuric. ʒ vj) ℥ ij ist das Minimum, welches verschrieben werden darf.	℥ij = 2 Sgr.	statt des schwächeren Infus. Sennae compositum ph. mil. und des Infus. Senn. compositum.	℥ij = 2 Sgr. 4 Sgr. 4 Pf.
20) Mixtura solvens	1 Dosis 2 Sgr. 8 Pf.	= Ammoniaci hydrochlorati depur. ℈ iv : ℥ viij. Wir erinnern dabei an den Gebrauch des Salmiak in Pulverform (z. B. auf 8 Tage ausreichend): Ammon. hydrochlor. ℈ iv P. rad. Althaeae - - Glycyrrhizae $\overline{aa}$ ℥ ß D. ad ollam. — 3 Sgr. 6 Pf. —	

21) Mixtura solvens stibiata (Stibio-Kali tartarici gr. j
auf Mixturae solventis
Dosin j).

Die übrigen Mixturen: acidi hydrochlorati (ʒ j : ℥ vj)
nitrosa (ʒ iß : ℥ vj)
sind unnöthigerweise mit Syrupus simplex (statt communis), ebenso wie Infusum Digitalis (℈ j : ℥ vj), Emulsio Papaveris und Saturatio simplex F. m.; Potio refrigerans F. m. (Acidi sulphurici diluti ʒ j : ℥ vj) ist mit Syrupus Rubi Idaei bereitet: Zusätze, welche vertheuern, ohne weitre Wirkung zu haben und selbst zum Theil (wie bei Digitalis) keineswegs geschmacksverbessernd sind.

22) Pilulae aloëticae (Extracti Aloës
Saponis jalapini āā ʒ ß.
pilul. No. XX. Consp. p. rad.
Glycyrrh.)

23) Pulvis emeticus (Stibio-Kali tartarici gr. j
Pulveris radicis Ipecacuanhae ʒ ß)

In geeigneten Fällen wende Aqua emetica pharm. milit. an (Solutio Stibio-Kali tartarici gr. iij : ℥ ij) oder Stibio-Kali tartarici grana ij — iv mit Saccharum album als ein vom Patienten selbst in mehrere Theile zu theilendes Pulver.

(Brechmittel sind wo möglich nicht in Schütteltränken zu geben.)

	℥j =		℥j =
24) Species bechicae (Rad. Althaeae, rad. Glycyrrhizae, Sem. Lini aa)	1 Sgr. 2 Pf.	statt: species ad infusum pectorale, falls nicht die einzelnen Species, zu ℥ij oder ℔ β je nach dem speciellen Falle verordnet, vorzuziehen sind.	1 Sgr. 8 Pf.

Anm. Die übrigen Magistralformeln (siehe noch Nr. 39 Seite 30), wie berühmt sie auch theilweise sind, haben doch eine zu grosse Zusammensetzung oder fehlen gegen öconomische Regeln in der Arbeitstaxe, um hier aufgeführt zu werden (sie dienen zum Theil vorzugsweise der Bequemlichkeit für den Arzt bei der Receptur). Jedoch sind sie der Ausführlichkeit halber sämmtlich in der folgenden Arzneitaxe genannt und taxirt.

Man wähle ferner, so weit man damit auskommen kann,

b) von äussern Mitteln:

	℥j =		℥j =
25) Unguentum Cerussae (wenigstens für einen kürzeren Gebrauch)	2 Sgr. 4 Pf.	statt: Unguentum Zinci und	6 Sgr. 8 Pf.
oder unguentum plumbicum pharm. milit.	3 Sgr.	Unguentum Plumbi	3 Sgr. 4 Pf.
26) Unguentum simplex pharm. milit. (Adeps suillus (4 Theile) und Cera alba (1 Thl.).	2 Sgr. 8 Pf.	statt: Unguentum rosatum	3 Sgr.
27) Unguentum Rosmarini compositum ph. milit.	3 Sgr.	statt: Ungt. Rosmarini compositum (nervinum) enthält Lorbeer- und Rosmarinöl.	5 Sgr. 8 Pf.

	℥j =		℥j =
28) Kalium jodatum mit Adeps (hat ausser der Wohlfeilheit noch den Vorzug der frischen Bereitung).		statt: Ungt. Kalii jodati (enthält ʒj auf ℥j Ungt. rosatum)	8 Sgr.
29) Adeps suillus oder Unguentum basilicum mit kleinem Zusatz v. Ungt. Cantharidum		statt: Ungt. Cantharidum allein (enthält Ol. Olivarum und Cera alba)	7 Sgr.
30) Sapo viridis (2 Thle.) und Sulphur sublimatum (1 Theil)		statt der Unguente ad scabiem F. m. und pharm. milit.	
31) Linimentum saponato-ammoniacatum oder: Liquor Ammonii caustici (1 Theil) mit Oleum Raparum (4 Theile)	10 Pf.	statt: Linimentum ammoniacatum (volatile) (enthält Ol. Olivarum).	2 Sgr. 6 Pf.
32) Semen Sinapeos		statt: Spiritus Sinapeos (wo es auf die rasche Wirkung nicht ankommt).	
33) Placenta Seminis Lini (oder wo möglich im Haushalt zu bereitende Umschläge)	½ ℔ 3 Sgr.	statt: Semina Lini	½ ℔ 3 Sgr. 9 Pf.
34) Liquor Plumbi hydrico-acetici (Acetum saturninum)	ʒj = 3 Pf.	statt: Aqua Plumbi (saturnina)	1 Sgr. 6 Pf.

	ℨj =		ℨj =
35) Succinum contusum (oder Zuckerräucherung)	2 Sgr. 8 Pf.	statt: species ad suffiendum	3 Sgr. 2 Pf.
36) Kali carbonicum crudum (Pottasche!)	1 Sgr.	statt anderer Kalipräparate zum äussern Gebrauch.	
37) Kali nitricum crudum	$1\frac{2}{3}$ Sgr.		
38) Kalium sulphuratum pro balneo (ℨ ij genügen für Erwachsene)	2 Sgr. 2 Pf.	statt: Kalium sulphuratum (Hepar sulphuris)	12 Sgr. 4 Pf.
	ℨij =		
39) Emplastrum stibio-tartaricum F. m. (T. stib. ℨβ auf Empl. Plumb. comp. ℨ ij)	2 Sgr.	statt: Unguentum Tartari stibiati	

Anhang,

betreffend die Anwendung von:

1) Mineralwässern,
2) Bädern aller Art,
3) Decoctum Zittmanni.

Für die (Berliner) Armenärzte ist der Gebrauch dieser drei Heilmittel (von Mineralwässern, wenn sie in Quantitäten über drei Flaschen verordnet werden sollen) nur nach erlangter Genehmigung der Armendirection gestattet. — Für Vereine ist es rathsam, Brunnen- und Badekuren erst nach Berathung mehrerer Aerzte mit Beachtung des Kostenpunkts endgültig zu beschliessen. In einem Gesundheitpflegeverein muss übrigens, wenn anders sein Name gerechtfertigt ist, den Mitgliedern wenigstens wohlfeile Gelegenheit zu Bädern aller Art verschafft werden. — Die Mineralwässer sind aus den betreffenden Anstalten wohlfeiler zu entnehmen.

4) Blutegeln. Ihre Anwendung ist des hohen Preises wegen möglichst einzuschränken. Sie sind nur im Nothfalle aus der Apotheke, sonst, wo es thunlich ist, von Blutegelhändlern zu entnehmen. Der Heurteloupsche künstliche Blutegel oder blutige Schröpfköpfe sind in den geeigneten Fällen vorzuziehen.

5) Bandagen. Bruchbänder, Brillen etc. sind sowohl aus finanziellen als wissenschaftlichen Rücksichten bei grösseren Verbänden nur von dazu bestimmten Aerzten (Spezialcommissarien) zu verordnen (nicht etwa, wie es noch vorkommt, von Bandagisten etc.) und zwar wenn auch in einfacher Form, doch in möglichster Haltbarkeit. *)

---

*) Im Berl. Gesundh.-Pfl.-Verein wurde jedem Mitgliede, welches ein Bruchband erhielt, zugleich eine gedruckte Anleitung zum Tragen und Erhalten desselben übergeben, auf der bemerkt war, dass nur derjenige, welcher dieselbe befolge, Ansprüche auf Reparaturen und neue Bandagen habe. Diese Einrichtung bewährte sich.

Werden dieselben von den Kranken nicht mehr gebraucht, so sind sie nach näher festzusetzenden Bestimmungen zurückzuliefern.

Die Vereine erlangen durch Contracte mit bestimmten Bandagisten, Instrumentenmachern etc. diese unentbehrlichen Heilmittel wohlfeiler.

6) diätetischen Mitteln. Da das Recept meist nur den kleinsten Theil der Bedingungen erfüllt, welche zur Genesung führen, so wird der Arzt auch bei Bedürftigen für eine vernünftige Diätetik Sorge zu tragen und die geeigneten Mittel zur Durchführung derselben anzuwenden suchen. Der zweite Paragraph der Anleitung für die Armenäerzte fordert dieselben auf, besondere Aufmerksamkeit auf die Anordnung eines zweckmässigen diätetischen Verhaltens der Kranken zu richten, so weit es die Verhältnisse gestatten und (nöthigenfalls) zu diesem Behufe mit den Armencommissions-Vorstehern in Verbindung zu treten, wie dies in der Geschäftsanleitung §§. 9. und 10. angegeben sei.

Taxe

der in der Vereins-Praxis gebräuchlicheren theils officinellen theils nicht officinellen Arzneien und Arzneiformeln nach den preussischen Arzneitaxen pro 1855.

(Siehe diejenigen Arzneien, welche, zu ½ Pfund verordnet, billiger verrechnet werden S. 19.)

Abkürzungen: ph. p. = pharmacopoea pauperum; ph. m. = pharmacopoea militaris; F. m. = Formulae magistrales.

		Sgr.	Pf.
Acetum concentratum	1 Unze	2	6
crudum	—	—	4
Colchici	—	1	2
Digitalis	—	2	2
scilliticum	—	1	4
Acidum benzoicum	1 Scrupel	4	4
hydrochloratum (muriaticum)	1 Unze	1	6
hydrochloratum crudum	—	—	6
hydrocyanatum (hydrocyanicum)	1 Drachme	—	10
nitricum	1 Unze	2	10
crudum	—	1	—
fumans	—	5	—
phosphoricum	1 Drachme	—	10
pyrolignosum crudum	1 Unze	—	6
sulphuricum crudum	—	—	8
dilutum	—	—	8
tannicum	1 Drachme	2	10

		Sgr.	Pf.
Adeps suillus	1 Unze	1	10
Aether	—	2	8
aceticus	1 Drachme	1	10
Aloë	1 Unze	1	8
grosso modo pulver.	—	2	6
subt. pulv.	—	2	10
Alumen			
subt. pulver.	—	1	—
ustum	—	2	4
pulv.	—	3	4
Ammoniacum depuratum	—	3	2
carbonicum	—	2	8
pyrooleosum	—	5	8
hydrochloratum crudum (Ammonium muriaticum)	1 Unze	1	6
hydrochlor. depuratum .	1 Unze	1	10
ferratum .	1 Drachme	—	10
Amylum	1 Unze	—	10
Aqua Amygdalarum amarar. . . .	—	3	—
Calcariae	—	—	2
communis filtrata	—	—	1
destillata	—	—	2
emetica ph. milit.	1 Dosis	1	1
Foeniculi	1 Unze	—	3
Goulardi	—	—	2
Laurocerasi	—	3	—
phagedaenica	—	—	3
Selterana jodata	1 Flasche	8	—
Argentum nitricum fusum	1 Scrupel	3	4
crystallisatum . .	1 Gran	—	2
Asa foetida	1 Unze	2	2
Baccae Juniperi	1 Unze	—	4
Spinae cervinae	—	—	10

		Sgr.	Pf.
Balsamum Copaivae	1 Unze	3	6
Bismuthum hydrico-nitricum (nitric. praecip.)	1 Drachme	5	8
Boletus Laricis	1 Unze	1	8
Bolus alba gross. modo p.	—	—	6
Borax	—	1	8
Butyrum insulsum	—	3	—
Calcaria hypochlorosa (oxymuriatica)	1 Unze	—	10
Camphora	—	3	—
trita	—	4	2
Cantharides gross. modo p.	—	11	6
subt. p.	1 Drachme	1	8
Capita Papaveris contusa	1 Unze	1	2
Caragaheen concisum	—	1	2
Carbo vegetab. subt. p.	—	1	—
Cera flava	—	2	6
Chinium sulphuricum	1 Scrupel	6	10
Chinoideum	1 Drachme	2	8
Chloroformium	—	1	2
Cinchoneum sulphuricum	1 Scrupel	2	6
Cinnamomum acutum	1 Drachme	—	8
Collodium	1 Unze	5	10
Collyrium Argent. nitrici F. m. . . .	1 Dosis	1	6
	2 Doses	1	8
Conchae praeparatae	1 Unze	2	6
Cortex Cascarillae	—	1	2
Chinae fuscus	—	4	4
regius	—	8	10
Cortex Frangulae	—	1	4
Mezerei	—	1	4
Quassiae	—	1	6

		Sgr.	Pf.
Cortex Quercus	1 Unze	1	—
Rad. Granati	—	2	8
Crocus	1 Drachme	4	2
Cubebae	1 Unze	2	10
Cuprum aceticum	—	3	4
sulphuricum	—	4	8
aluminatum	—	4	2
(Lap. divinus)			
Decoctum Zittmanni fortius . . .	8 Quart / 24 Pfund	126	—
	1 —	9	—
mitius . . .	24 —	61	8
	1 —	5	8
Corticis Chinae reg. ph. mil.	℥j : ℥xvj ad colat.	13	8
fusc. - -	℥viij	9	—
Chinae regiae (℥j) c. Acid. mur. (ʒij) parat. ph. mil.	℥viij	15	3
Electuarium e Senna	1 Unze	2	2
Emplastrum adhaesivum	—	2	4
Ammoniaci	—	3	6
Canthar. ordin.	—	5	8
perpet.	1 Drachme	2	—
Cerussae	1 Unze	2	10
fuscum	—	3	4
Plumbi simplex	—	2	8
Picis liquidae	—	2	2
saponatum	—	3	6
Stibio Kali-tartarici F. m.	1 Drachme	1	—
Emuls. Papaveris F. m.	1 Dosis	2	10
	½ —	2	4
Extractum Aloës	1 Drachme	1	10

		Sgr.	Pf.
Extractum Cardui benedicti	1 Drachme	1	6
Gentianae	—	1	2
Graminis	—	1	4
liquidum Ph. bor. Edit. V	1 Unze	3	—
Tarax. liquidum Ph. bor. Edit. V	—	3	4
Ferrum chloratum	1 Drachme	1	—
hydricum . . . . (carbonicum)	—	2	4
jodatum sacchar.	—	1	2
pulveratum	1 Unze	2	2
sulphuric. purum	—	1	10
Flores Arnicae	—	1	4
Chamomillae vulg.	—	1	4
Brayerae anthelminthicae conc. (Kousso) .	—	4	8
Sambuci	—	1	—
Folia Althaeae	—	—	8
Belladonnae conc.	—	1	6
Cardui benedicti	—	—	8
Digital. concis.	—	1	6
subt. pulv.	—	2	—
Juglandis conc.	—	1	2
Menth. crispae	—	1	2
piperitae	—	1	4
Nicotianae Virg. conc.	—	2	4
Salviae	—	1	6
Sennae	—	1	10
Trifolii fibrini	—	—	8
Uvae Ursi conc.	—	1	2
Galbanum depuratum	—	6	2
Glandes Querc. tost. p.	—	1	—

		Sgr.	Pf.
Gummi Arabicum	1 Unze	2	10
Gutti	—	4	—
Herba Absinthii	1 Unze	1	4
Artemisiae	—	1	4
Chelidonii	—	1	4
Lycopod. conc.	—	1	4
Sabinae conc.	—	1	2
Trifolii fibr.	—	—	8
Violae tricol.	—	—	10
Hirudines: der Preis wird halbjährlich durch besondere Verfügung bestimmt.			
Hydrargyrum (Merc. vivus)	—	3	8
bichlorat. corrosiv. . . (Sublimat)	1 Drachme	—	6
chloratum mite . . . (Calomel)	—	1	8
bijodatum rubrum . .	1 Scrupel	1	10
jodatum flavum . . .	—	—	10
oxydatum rubrum . .	1 Drachme	—	10
et Stibium sulphurata . (Aethiops antimon.)	—	—	8
Infusum Digitalis F. m.	1 Dosis	3	4
	½ —	2	8
laxans F. m.	1 —	4	2
	1 Unze	1	—
Jodum	1 Scrupel	1	2
Kali carbonicum crudum	1 Unze	1	—
acidulum	—	3	—
depur.	—	2	4

		Sgr.	Pf.
Kali chloricum depur.	1 Unze	4	—
hydricum siccum (causticum) . .	—	3	4
nitricum depuratum	—	1	6
crudum p.	—	1	8
Kalium jodatum	1 Drachme	4	4
sulphuratum pro balneo . .	1 Unze	2	2
Kreosotum	1 Drachme	1	—
Lichen Islandicus conc.	1 Unze	—	10
Lignum Guajac. rasp..	—	—	8
Linimentum contra combustiones F. m.	—	3	10
saponato-ammoniacatum.	—	—	10
Liquor Ammoniaci acetici	—	1	10
anisatus	—	2	8
carbonici . . .	—	—	10
pyrooleosi . . .	—	1	4
caustici	—	1	6
corrosivus camphoratus F. m. .	1 Dosis	3	4
	½ —	2	3
Ferri acetici	1 Drachme	1	4
chlorati	1 Unze	1	6
sesquichlorati	1 Drachme	1	—
Hydrarg. bichl. corros. . . .	1 Unze	—	4
Plumbi hydrico-acetici . . .	—	1	—
(Acetum saturn.)			
Magnesia hydrico-carbonica . . .	1 Unze	2	4
sulphurica	—	—	6
Mel depuratum	—	2	2
Mixtura antichlorata F. m.	1 Dosis	3	6
	½ —	2	2
antifebrilis F. m.	1 —	5	8
	½ —	3	4

		Sgr.	Pf.
Mixtura Natr. nitrici F. m.	1 Dosis	2	8
	½ —	1	10
nitrosa F. m.	1 —	2	6
	½ —	1	10
solvens F. m.	1 —	2	8
	½ —	2	—
stibiata F. m.	1 —	3	—
	½ —	2	4
sulphurico-acida	1 Unze	1	10
Morphium aceticum	1 Gran	—	8
Moschus	—	3	4
Mucilago Salep . . . . (bis incl.	2 Unzen	1	—
—	4 —	1	6
—	6 —	2	—
Natrum aceticum	1 Unze	1	10
carbonic. acidul.	—	2	—
crudum	—	—	4
nitric. depur.	—	1	—
sulphuricum depur. . . .	—	—	6
Nuc. Vomic. subtil. pulv..	—	1	8
Oleum Crotonis	1 Scrupel	—	8
Jecor. Aselli	1 Unze	1	4
Lini	—	1	—
Olivarum	—	1	10
Prov.	—	2	2
Papaveris	—	1	8
Raparum	—	1	2
Ricini	—	1	10
Terebinthinae	—	1	8
Opium subt. p.	1 Scrupel	1	4
Oxymel scilliticum	1 Unze	3	—
Phosphorus	1 Drachme	—	8

		Sgr.	Pf.
Pilulae aloëticae F. m.	30 Stück	6	10
	60 —	13	—
bechicae Heimii F. m. . . .	20 —	4	6
	30 —	6	—
	60 —	10	10
	120 —	20	6
hydragogae Heimii F. m. . .	30 —	3	6
	60 —	5	8
maiores	60 —	2	6
	120 —	3	8
Placenta Sem. Lini	1 Unze	—	8
Plumbum acet. depurat.	—	1	10
Potio refrigerans F. m.	1 Dosis	3	2
	½ —	2	—
Pulvis aërophorus (c. Natro) . . .	1 Unze	4	2
e Magn. h. carb. . .	—	5	—
e Natr. bicarb. ph. m.	1 Dosis	1	5
antiscrophulosus F. m. . . .	—	5	2
Chinae factitiae	1 Unze	2	2
e Chinio F. m.	4 Doses	5	4
	6 —	7	4
	8 —	9	4
emeticus F. m..	1 Dosis	2	8
	2 Doses	4	2
emeticus ph. m. (c. Tart. stib.).	1 Dosis	1	2
gummosus	1 Drachme	—	6
Ipecacuanhae opiatus	—	1	—
laxans F. m.	1 Dosis	1	10
	2 Doses	2	4
Magnesiae c. Rheo	1 Drachme	—	8
opiatus F. m.	3 Doses	2	2
pectoralis ph. p.	1 Unze	2	2
Plumeri F. m.	4 Doses	3	—
	6 —	3	10
	8 —	4	8

		Sgr.	Pf.
Radix Althaeae	1 Unze	—	10
Bardanae	—	—	10
Belladonnae conc.	—	1	6
Colombo	—	2	8
Glycyrrhizae echinatae . . .	—	1	2
Graminis	—	—	10
Jalapae	—	5	2
Ipecacuanhae conc.	1 Drachme	2	—
Levistici	1 Unze	—	8
Ononidis conc.	—	1	2
Rhei	1 Drachme	2	—
Sarsapar. conc.	1 Unze	4	8
Scillae	—	1	—
Senegae	—	8	4
Resina Guajaci	—	3	2
Saccharum albiss. subt. p.	1 Unze	2	—
Lactis - -	—	2	4
Sapo medicatus	—	6	10
viridis	—	—	8
jalapinus	1 Drachme	6	6
Saturatio simplex F. m.	1 Dosis	4	4
	½ —	3	2
Secale cornutum	1 Unze	2	4
Semen Cannabis	—	—	6
Coriandri	—	—	6
Foeniculi	—	—	8
Lini	—	—	6
Papaveris	—	—	10
Sinapis	—	—	10
Solutio arsenicalis	1 Drachme	—	2
Succi Liquir. F. m.	1 Unze	2	6
conc. ph. m. . .	—	1	8

		Sgr.	Pf.
Species bechicae F. m.	1 Unze	1	2
diureticae —	—	1	4
nervinae —	—	1	10
pro Thea —	—	1	6
ad decoct. lign. ph. m.	—	1	—
Spiritus camphoratus	—	1	4
frumenti	—	—	10
Stibio-Kali tartaricum (Tartarus stibiatus)	1 Drachme	1	10
Stibium sulphurat. aurant. (Sulph. Ant. aurat.)	—	2	10
Strychninum nitricum	1 Gran	—	8
Succinum contusum	1 Unze	2	8
Succus Glycyrrhizae depur. pulv. . .	—	7	2
Sulphur depuratum	—	1	8
sublimatum	—	—	8
praecipitatum	1 Drachme	1	8
Syrupus communis	—	—	10
Ferri jodati	—	1	2
Tartarus depuratus p.	1 Unze	3	8
Terebinthina communis	—	—	10
Tinctura Absinthii.	—	3	8
amara	—	3	8
Chinoidei	—	5	2
Cinnamomi	—	4	2
Colocynthidis	—	4	8
Digitalis	—	3	8
Ferri acet. aetherea	1 Drachme	1	4
pomati	1 Unze	4	8
acet. Radem.	—	5	—
Jodi	—	5	6
Ipecacuanh.	—	5	8
Lobeliae	—	4	2

		Sgr.	Pf.
Tinctura Myrrhae	1 Unze	2	10
Opii benzoica	—	6	—
crocata	1 Drachme	1	6
simplex	1 Unze	7	—
Nucum Vomicarum aetherea .	—	5	—
Rhei aquosa	—	3	6
seminis Colchici	—	3	10
Valerianae aetherea . . .	1 Drachme	—	8
Tragacantha	1 Unze	4	8
Trochisci anthelminthici F. m. . . .	10 Stück	3	2
Unguent. ad vesicatorium F. m. . .	1 Unze	2	10
antipsoricum F. m. . . .	—	1	8
basilicum	—	2	2
Cerussae	—	2	4
Hydrarg. cinereum . . .	—	4	4
rubrum	—	4	—
plumbicum ph. mil. . . .	—	3	—
Rosmarini comp. ph. mil. .	—	3	—
simplex ph. mil.	—	2	8
Zinci	—	6	8
Veratrium	1 Gran	—	8
Vinum stibiatum	1 Unze	2	8
Zinc. oxydatum	1 Drachme	3	6
sulphuricum	1 Unze	2	2

Gewicht und Maass.

Ein Medicinalpfund ist gleich $\frac{3}{4}$ ℔ eines gemeinen preuss. Pfundes.
— (℔ j) enthält 12 Unzen.
Eine Unze (℥ j) — 8 Drachmen (gleich 2 Loth).
Eine Drachme (ʒ j) — 3 Scrupel (gleich 1 Quentchen).
Ein Scrupel (℈ j) — 20 Gran.
Das Berliner Quart (m j) entspricht einem Wasserinhalt von . . . . 39 Unzen.
Auf eine Tasse rechnet man 3 Unzen.
Auf einen Esslöffel — $\frac{1}{2}$ Unze.
— Kinderlöffel 2 Drachmen.
— Theelöffel (Kaffeelöffel) 1 Drachme.
Auf eine Messerspitze (eines Pulvers) fast $\frac{1}{3}$—$\frac{1}{2}$ Drachme.

Es enthalten etwa in einer Drachme an Tropfen:

Dünnere Syrupe	40
Mässig starke Mineralsäuren	45
Verdünnte Säuren Bleiessig	50
Wasser und wässerige Flüssigkeiten	60
Aqua Laurocerasi — Amygdalarum amararum Liquor Ammonii caustici Balsamum Copaivae	70

Wein und weinige Tincturen	75 Tropfen.
Mixtura sulphurico-acida Tincturen (die meisten) Fette und ätherische Oele Spiritus vini rectificatus }	90
Spiritus aethereus und aetherische Tincturen. . .	120
Aether und Aether aceticus.	180

Zusätze.

Officielle Literatur.

Pharmacopoea Borussica Editio sexta. Berlin 1846. (Preussische Pharmacopoe nach der 6. Ausgabe der Pharm. boruss. übersetzt von Prof. Gurlt. Berlin 1847.)

Anleitung für die Armenärzte zur Kostenersparniss beim Verordnen der Arzneien in Folge des §. 18. der Instruction für die Armen-Medicinal-Beamten vom 10. Juli 1845. 1851.

Formulae magistrales Berolinenses in usum pauperum. Editio altera, aucta. Berlin 1854.

Praeparata chemica et pharmaca composita in Pharmacopoeae Borussicae editionem VI non recepta, quae in officinis Borussicis usitata sunt, edidit Schacht. Berlin 1847. Mit Nachträgen 1855.

Appendix et index ad praeparata chemica et pharmaca composita quae quasi supplementum Pharmacopoeae Borussicae Ed. VI. Schacht. Berlin 1853.

Pharmacopoea militaris Borussica. Berlin 1847.

Preise von Arzneimitteln, welche in der 6. Ausgabe der Preussischen Landes-Pharmacopoe nicht enthalten sind. Berlin 1855.

Königlich Preussische Arzneitaxe für 1855.

Bei Fragen zur Produktsicherheit wenden Sie sich bitte an:
If you have any questions regarding product safety,
please contact:

Walter de Gruyter GmbH
Genthiner Straße 13
10785 Berlin
productsafety@degruyterbrill.com